Te $^{34}_{347}$

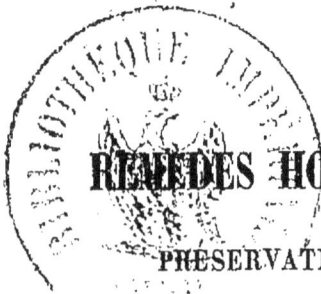

REMÈDES HOMŒOPATHIQUES

PRÉSERVATIFS ET CURATIFS

DU CHOLÉRA

pouvant être mis en usage en l'absence du médecin,

et conseillés

au commencement de l'épidémie cholérique
de l'arrondissement d'Angoulême

(11 Juillet 1855),

Par le docteur MOREAU, *de Bordeaux.*

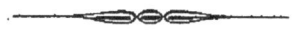

———◦◦◦———

DÉPÔTS

A Angoulême, chez M. SICAUT, pharmacien ;
A Lhoumaux, chez M. MASSONNEAU, pharmacien.

INTRODUCTION.

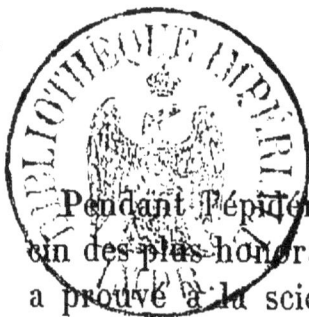

Pendant l'épidémie de Marseille, un médecin des plus honorables, M. le docteur Chargé, a prouvé à la science les surprenantes ressources de l'homœopathie, soit pour prévenir, soit pour combattre le choléra. Son petit livre, mis entre les mains des gens du monde, a été d'un immense succès contre ce cruel fléau.

Les moyens thérapeutiques conseillés dans le travail de notre confrère sont les mêmes que ceux qui ont été préconisés par les médecins homœopathes en Allemagne, en Amérique, en Italie, en France et en Angleterre, et auxquels on est obligé de rapporter les nombreuses guérisons obtenues.

L'an dernier, à Bordeaux, dès les débuts de l'invasion cholérique, qui devenait menaçante comme elle l'avait été à Marseille quelques années auparavant, les médecins homœopathes organisèrent sur une vaste échelle l'usage des préservatifs tant pour la campagne que pour

1855

la ville, et la pharmacie homœopathique ne désemplissait ni nuit ni jour, suffisant à peine à fournir à tous les demandeurs.

Les médecins allopathes, comme les homœopathes, purent constater qu'aucune des personnes qui firent usage des préservatifs ne fut atteinte.

Un autre fait non moins incontestable et d'une grande importance put être constaté : l'opinion comprit que partout où l'homœopathie répandit ses soins et distribua ses remèdes, les guérisons furent aussi nombreuses qu'inespérées.

Que conclure de ces précédents et des embarras dans lesquels se trouvent les médecins de l'ancienne école en présence de l'épidémie quand elle se présente ?

Que penser de la constatation de l'efficacité des remèdes homœopathiques et de l'impuissance des remèdes des allopathes, de la confusion qui règne dans leurs prescriptions, conséquence nécessaire de leur défaut de doctrine ?

Qu'il est du devoir des disciples d'Hahnemann de ne rien négliger pour faire accepter l'usage des remèdes dont les vertus leur sont connues, soit comme préservatifs, soit comme curatifs ;

Que les médecins de l'école ancienne, qui ne peuvent compter sur les résultats d'une médication qui les désole parce qu'elle est sans dogme, et qui est aussi variée qu'ils sont de médecins à l'appliquer, devraient essayer les moyens de la nouvelle école.

Pourquoi les uns guérissent-ils, quand les autres ne guérissent pas? L'explication en est facile. Les uns agissent d'après une loi fondamentale, certaine, infaillible : la loi des semblables. L'homœopathie guérit, parce que, d'après cette loi, les remèdes dont elle se sert ont été essayés sur l'individu bien portant; et comme ceux-ci ont provoqué des phénomènes semblables aux symptômes du choléra, ils ont, aux yeux de celui qui connaît cette loi, et qui a expérimenté d'après elle, la propriété de le guérir. Ainsi s'explique, d'après cette doctrine, la variété des remèdes à appliquer selon la variété des périodes. Le remède qui convient à une période ne convient pas à une autre période, parce que les symptômes ne sont plus les mêmes dans toutes. Ainsi s'explique la certitude des effets à attendre des remèdes homœopathiques.

D'après l'ancienne médecine, au contraire, quelles sont les données d'après lesquelles on fait suivre un traitement contre le choléra ? Il n'y a pas bien longtemps que nous avons vu préconiser contre ce fléau, et les saignées, et les sangsues ; les unes et les autres ont été abandonnées, et à juste titre. Plus tard un praticien, en présence des phénomènes alarmants qu'il a rencontrés, et selon la prédominance des uns ou des autres, aura administré courageusement l'émétique ou l'opium ; si l'une de ces substances semble avoir donné de plus heureux résultats que l'autre, c'est elle qu'il aura vantée et fait accepter. Un autre, dans le même embarras, et faisant des tentatives non moins méritoires, mais aussi malheureuses, a essayé de plusieurs substances ; et comme les symptômes se sont présentés moins graves, et que quelques cas ont guéri à côté de cas mortels, il a rapporté à telle substance employée une guérison qui n'est survenue que par la bénignité de l'attaque. Ainsi ont été préconisés certains autres remèdes, qui sont bientôt tombés en discrédit, parce que leur vertu n'avait pas été reconnue par l'expérimentation pure sur l'individu bien portant, d'après la loi des semblables.

En présence de l'imminent danger qui menace aujourd'hui l'arrondissement d'Angoulême, au moment où l'on a déjà eu à constater l'invasion de l'épidémie dans les communes d'Hiersac, de la Couronne, de Ruelle, au Pontouvre, au Gaud, non loin de Lhoumaux, nous avons compris la haute mission qui nous est donnée, à nous qui sommes honoré de la confiance de plusieurs familles de la ville et du département, en notre qualité de médecin homœopathe. Aussi nous efforcerons-nous, par tous les moyens en notre pouvoir, de propager l'usage de nos remèdes, tant préservatifs que curatifs.

Nous écrivons pour le public ; c'est pour lui tracer les règles hygiéniques qu'il doit suivre pendant l'épidémie, et lui apprendre l'emploi simple de nos remèdes, en l'absence du médecin. Il trouvera aux pharmacies désignées ces mêmes remèdes, n'ayant d'autres indications que des numéros d'ordre. C'est avec intention que nous taisons le nom des substances : le public qui suit les conseils de la médecine, soit pour prévenir la maladie, soit pour la guérir, accepte en aveugle les remèdes, sans demander à les connaître et sans les commenter. Il suffit que le médecin et le pharmacien, responsables, chacun en ce qui le regarde, de leurs actes, sachent bien ce qu'ils emploient.

Si nous avions pu espérer, en écrivant ces pages, que nos confrères de l'ancienne école tiendraient compte de nos efforts pour la propagande de la vérité, que nous croyons posséder, non seulement nous aurions donné la nomenclature de nos remèdes, mais encore nous aurions établi les raisons qui nous ont convaincu de leur efficacité.

En terminant cette introduction, qui est déjà trop longue par rapport au temps et à l'espace qui nous sont donnés, nous engageons ceux d'entre eux qui seront les moins prévenus à prendre connaissance de ces remèdes dans les pharmacies où ils ont été déposés, et à les essayer, les uns comme préservatifs, et les autres comme curatifs. Les pauvres malheureux atteints du fléau et traités par eux se trouveront bien de leurs tentatives.

DES SOINS HYGIÉNIQUES

PENDANT LE CHOLÉRA.

L'administration, toujours vigilante et pleine de sollicitude, s'est empressée d'envoyer sur les lieux de l'épidémie les médecins les plus éminents, tant pour pourvoir aux soins hygiéniques toujours indispensables en pareille circonstance, que pour procurer aux populations les premiers secours de l'art.

Nous faisons des vœux pour que le peuple lui-même réponde à un si louable empressement, en le secondant par ses efforts; aussi, dans ce court opuscule, nous dispenserons-nous de donner des conseils qui aient trait à l'hygiène publique, qui est l'objet de la sollicitude de cette sage administration.

Devant traiter, aussi longuement que le comporte le but que nous nous proposons, de l'hygiène privée, nous nous contenterons de donner quelques avis pour les habitations.

Dans le choléra, plus encore que dans les autres épidémies, la pureté de l'air est indispensable. Aussi nous empressons-nous de recommander aux habitants des petites cités et des campagnes, là où la police ne peut exercer sa vigilance, de maintenir la plus grande propreté autour de leur logement. Quelque reserrés qu'ils soient dans leurs habitations, il est rare qu'ils n'aient pas celles-ci en commun avec les animaux domestiques de toute espèce. Soit pour engraisser le peu de terre qu'ils possèdent à quelque distance de leur domicile, soit pour faire de l'argent, chacun amasse et entasse les fumiers sortis de l'écurie et des parcs, dont ils renouvellent chaque jour la décomposition en les arrosant des urines, des eaux grasses et pourries et de celles qui s'échappent de tous les égouts. Nous ne saurions trop recommander, dans ce cas, de faire enlever immédiatement ces fumiers, et de ne garder autour de la maison aucun corps susceptible de se décomposer; de laver à plusieurs eaux, chaque jour, les appartements du rez-de-chaussée; de les blanchir à l'eau de chaux, à l'eau de chlore; de tenir toute la maison avec la plus grande propreté, de n'y conserver aucun animal domestique; d'ouvrir fréquemment les croisées pour renouveler l'air et chasser l'humidité. Nous conseillons également de faire brûler du bois, soir et matin, dans chaque appartement et de préférence dans ceux qui sont humides. A l'exemple des Égyptiens, on devrait encore, pendant l'épidémie, allumer de grands feux, chaque jour, autour des maisons, d'une manière régulière et méthodique : ce serait un puissant moyen pour assainir l'atmosphère stagnante et chargée de miasmes; on devrait combler les marais, nettoyer avec plus de soin les lieux d'aisance et tenir leur ouverture hermétiquement fermée. Autant nous recommandons d'ouvrir chaque jour les fenêtres, autant il serait imprudent de les ouvrir pendant la nuit, en permettant ainsi aux émanations pestilentielles de pénétrer dans les logements.

Nous venons de recommander la propreté de

la maison, qui est le vêtement de la famille. L'habillement de l'individu ne demande-t-il pas des soins encore plus absolus ? On ne saurait apporter, dans les soins du corps, une propreté trop recherchée ; les ablutions fréquentes, presque journalières, quelques bains de temps en temps., seulement tièdes, concourent utilement à ce but ; le linge de corps doit être changé souvent, et s'il a longtems séjourné dans l'armoire, il convient alors de le faire préalablement sécher au feu avant de le vêtir.

Autant que possible, on doit éviter de conserver, dans sa chambre à coucher, les vêtements que l'on a portés durant le jour, à moins qu'on ne les ait exposés à l'air pendant une ou deux heures après les avoir quittés.

En rapportant nos souvenirs en arrière, nous remarquons que les diverses épidémies que nous avons eu à constater, et qui ont sévi le plus cruellement, ont commencé dans le printemps ou dans les premiers jours d'été, époque à laquelle les transitions du chaud au froid sont très-sensibles. La journée est quelquefois brûlante, les matinées et les soirées sont très-fraîches, pour ne pas dire froides. Généralement, à ces premiers jours de chaleur, tout le monde s'empresse de quitter les habits de laine, pour vêtir ceux de toile ou de coton ; il en résulte des refroidissements qui, isolés de l'infection épidémique, pourraient être sans gravité, mais qui deviennent graves en ce qu'ils favorisent le développement de celle-ci. De cette idée, qui n'est pas sans fondement, résulte la nécessité de se conserver chaudement vêtu pendant l'infection cholérique : il vaut mieux souffrir un peu l'incommodité de la chaleur de la journée, que de s'exposer à la mort. Nous recommandons particulièrement à ceux qui portent des lainages sur la peau de ne pas les quitter. Nous conseillons à tout le monde de changer de linge souvent, et surtout dans le cas d'humidité éprouvée soit par la pluie, soit par les transpirations ; nous conseillons encore les chaussures et la ceinture de laine.

Comme malheureusement nous constatons que l'indigence, le manque de nourriture et de vêtements sont propres au développement de l'épidémie, nous voudrions pouvoir dire à l'indigent comme au riche de se bien vêtir, de se bien nourrir, de se donner le confortable ; mais notre conseil serait dérisoire : nous nous contenterons alors de l'inviter à se nourrir, à se vêtir le mieux possible ; qu'il trouve dans la sobriété, dans la propreté, dans la modération des passions et dans le calme d'esprit, le dédommagement de ce qui lui manque du côté de la fortune.

Pour ce qui a trait à l'alimentation, soit pendant la convalescence du choléra, soit pendant le traitement préservatif, nous reproduirons ici tout ce que nous avons dit sur le régime pendant le traitement homœopathique en général.

Deux raisons nous ont dirigé dans la prescription de ce régime : la première, d'éviter les aliments qui pourraient gêner l'action des remèdes homœopathiques; et la seconde, de ne donner à prendre que des choses qui convinssent à l'économie et qui fussent capables de réparer les forces.

Pendant le traitement du choléra confirmé, et dans toutes ses périodes, l'appétit est toujours nul; la nourriture la plus légère ne saurait convenir; la nature, du reste, prescrit elle-même une diète absolue et nécessaire. En conséquence, le malade ne fera usage que de ce qui suit : La glace, l'eau pure préférable à toutes autres boissons, l'eau panée, sucrée ou édulcorée avec le sirop de framboises ou de fraises, le sirop d'orgeat exempt d'amandes amères, l'eau d'orge, de riz, de gruau, de gomme arabique.

Aliments permis. — Après le traitement, lorsque les symptômes ont été combattus et que le malade désire prendre quelque nourriture, il faut commencer à l'alimenter avec la plus grande précaution. Avant de donner des choses substantielles et qui pourraient difficilement être digérées, on commencera par donner le petit-lait, l'eau coupée avec du lait, les préparations d'arrow-root, de sagou et de tapioca, sans autre assaisonnement qu'un peu de sel ou un morceau de sucre, ou même encore avec les sirops indiqués plus haut.

Les diverses espèces des meilleurs fruits, bien mûrs, sans acidité, frais ou cuits, pris en petite quantité et de temps en temps, tels que raisins, melons; les fruits secs, tels que figues, raisins de Corinthe, prunes et autres; puis viennent les

pommes, pêches, fraises, framboises et cerises
douces. On devra s'en abstenir s'il y a ou coliques ou diarrhée.

Après quelques jours de ce régime exigé par
une sage prudence, lorsque l'appétit, revenu,
demande une nourriture plus substantielle, il
faut élargir le cercle des aliments à choisir, et
on les prendra alors, comme pendant le traitement préventif du choléra, dans les substances
ci-bas prescrites, savoir :

Toutes sortes de pain léger et de biscuits sans
être trop frais, mais exempts d'ingrédients trop
salés; les gâteaux faits avec le miel, des œufs, du
sucre et un peu de beurre; toutes espèces de fari-
nes ou fécules converties en aliments friands,
mais pourvu qu'ils ne soient pas assaisonnés avec
des substances aromatiques, pénétrantes ou
parfumées;

Pommes de terre, navets, carottes, épinards,
choux, choux-fleurs, pois verts ou secs, haricots :
bien entendu qu'on ne fera pas usage de ces diverses substances si le ventre était relâché ou
atteint de coliques;

Le lait de vache, pas trop récemment trait;
le beurre, lait cuit, cacao cuit au lait ou à l'eau,
chocolat sans arôme, un peu clair; infusion légère de thé noir;

Beurre frais, crème de lait, fromage doux,
caillé et autres laitages, œufs frais à la coque ou
au lait;

Soupes et bouillons gras légèrement assaisonnés avec le sel, l'eau de veau et de poulet;

Poulets, pigeons, poules d'Inde, venaisons, gibiers, bœuf, mouton, toute espèce de poissons frais, excepté le saumon;

Sel, sucre, glace, divers sirops, pourvu qu'ils n'aient pas un parfum trop prononcé.

Aliments défendus. — Toute viande fumée, le poisson salé, le veau, l'oie, le canard; le foie, le cœur, les poumons et les entrailles des animaux;

Le beurre rance, le vieux fromage fort, le lard, le porc gras, tortues, moules, huîtres fraîches ou cuites, œufs durs, bouillis, omelettes;

Poisson sans écailles, comme la lamproie, le homard;

Toutes sortes de noix, café et thé vert;

Les mets préparés avec du sang et de la graisse, tels que boudins;

Les côtelettes de veau, toutes sortes de salaisons et surtout celles qui sont trop fumées;

La viande des jeunes animaux;

Toutes préparations culinaires de haut goût;

Les gâteaux trop gras ou aromatisés, toute pâtisserie coloriée (les joujoux coloriés dont la couleur ne tient pas, ne doivent pas être laissés entre les mains des enfants);

Le cidre, le vinaigre, salade ou concombres assaisonnés, saumures, marinades;

Artichauts, panais, betteraves, champignons, céleri, raifort, ail, oignons, poivre, huile rance, moutarde, safran, muscade, gingembre, écorce d'orange amère, vanille, feuilles de laurier, amandes amères; ainsi de suite pour toutes les plantes ou substances de haut goût et fortement aromatiques;

Toutes sortes de liqueurs ou boissons alcooliques et acides ou acidulées, les eaux minérales artificielles.

Il reste bien compris que le régime ci-dessus prescrit n'est pas absolu. Dans tous les cas possibles, le malade ne fera usage que des choses qui conviennent parfaitement à son tempérament; il ne sera jamais forcé à prendre un aliment qui lui répugnerait : conséquemment, nous ne lui faisons pas une obligation absolue des aliments qui sont permis ou défendus.

Quand il aura un remède à prendre, il ne devra pas avoir l'estomac surchargé; s'il se sent de l'appétit pour des substances solides, il pourra en faire usage, mais à des heures réglées et invariables. La régularité des repas est d'une haute importance.

Les remèdes homœopathiques doivent être pris à jeun, et deux heures avant de manger et de boire.

On écartera des malades tout ce qui pourrait troubler l'action des remèdes homœopathiques. Point de remèdes empiriques, point d'infusions de substances aromatiques et médicamenteuses, point de saignées, de purgations, de locks et potions composées; écartez les odeurs fortes dont on fait usage pour la toilette, les eaux de Cologne, de Luce; tous les objets de parfumerie d'un effet pénétrant, les poudres dentifrices.

Les bains d'eau simple sont permis, mais il faut éviter les bains aromatisés, les bains sulfureux et médicamenteux.

Lorsque la nature des souffrances le permettra, le malade prendra un exercice modéré, en plein air, durant une heure au plus par jour, ou dans sa chambre, dont on aura soin de renouveler l'air de temps en temps.

La liberté, la sérénité d'esprit, placent le le malade dans les conditions les plus favorables pour son rétablissement.

Le travail qui distrait l'esprit et met en même temps le corps en mouvement, est fort utile dans les maladies chroniques.

PRÉSERVATIFS.

Conformément aux anciennes doctrines, nous venons d'émettre quelques conseils d'hygiène, qui ne sont pas sans importance, pour prévenir le choléra; mais avons-nous rempli, en notre qualité de médecin homœopathe, notre mandat? Non, pouvons-nous répondre sans crainte de nous tromper; notre introduction a déjà dit le contraire. A l'hygiène d'aider de ses moyens accessoires la médecine, mais à celle-ci de fournir les véritables préservatifs de l'épidémie cholérique.

Ces moyens, qu'il serait trop long et de peu d'importance de faire connaître, puisque nous écrivons pour le public, sont au nombre de trois, acceptés par les écoles homœopathiques de toutes les nations. Ils sont désignés dans notre boîte pharmaceutique, contenant treize

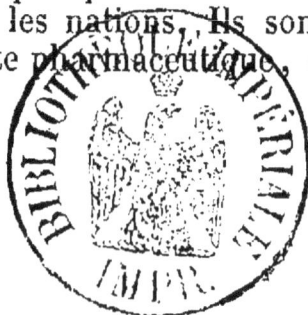

remèdes contre le choléra, sous les numéros d'ordre 4, 5 et 6.

Dans les communes atteintes du choléra, et dans celles qui les avoisinent, nous invitons tout le monde à en faire usage. Il faudra en prendre une dose tous les quatre jours, le matin à jeun, en ayant soin de ne déjeuner que deux heures après, en suivant le rang d'ordre, en commençant par le n° 4 jusqu'à 6, et en recommençant ainsi tant que durera l'épidémie.

Les pharmaciens ne perdront jamais de vue le nom de la substance qui correspond à chaque numéro, et se rappelleront que la dose est de quatre globules pour les adultes et de deux globules pour les enfants.

L'expérience de nos honorables confrères et la nôtre propre nous autorisent à déclarer que, de tous ceux qui prendront nos préservatifs, personne ne courra la chance d'être victime du choléra.

TRAITEMENT

DE L'ÉPIDÉMIE CONFIRMÉE DU CHOLÉRA.

Avant d'entrer dans les détails des diverses périodes du choléra, qui réclament, chacune, un remède particulier par rapport à l'ensemble de ses symptômes, établissons que nous suivrons la liste des remèdes qui sont dans nos mains, et préconisés par notre honorable confrère M. le docteur Chargé. Elle

renferme treize substances, que nous désigne-
rons, comme nous l'avons dit déjà à l'égard des
préservatifs, sous les n° 1, 2, 3, 4, 5, 6, 7, 8, 9,
10, 11, 12 et 13. Chacune de ces substances
ainsi désignée trouvera son application selon
la période et selon la gravité de la maladie.

Toutes nos substances sont préparées en globules, excepté celle désignée sous le n° 1er qui
est en liquide. Il est nécessaire qe tout le monde
soit muni de cette fiole, afin d'en user dans le
début de la maladie. Quant aux autres, elles
devront être remises par les pharmaciens entre-
positaires, à mesure que l'application en sera
indiquée.

Les remèdes employés contre le choléra ont
été classés ainsi par numéros d'ordre, non tant
par l'importance de leur vertu curative que par
suite de leur application aux diverses périodes
que présente l'affection.

Les cinq derniers, qui, à notre point de vue,
ne peuvent appartenir qu'à la maladie d'une
durée indéfinie et prenant la forme des fièvres
muqueuses, thyphoïdes, ataxiques et adina-
miques, ne seront pas mentionnés, puisqu'a-
lors, la maladie se prolongeant, la famille a
du temps devant elle pour mander le médecin
homœopathe et profiter de ses conseils.

Nous avons dit l'usage qu'on devait faire des
préservatifs et la manière de les employer.
Abordons l'application des huit remèdes qui sont
le plus particuliers à ce cruel fléau et à sa mar-
che foudroyante.

Au commencement de la maladie, c'est-àdire, lorsque les premiers symptômes se manifestent, tels que chute des forces, air égaré, yeux caves, crainte de suffoquer, face et mains tirant sur la couleur bleue, avec frigidité du corps, angoisse inconsolable ; si le malade, étourdi, pousse des cris et des gémissements d'une voix enrouée, s'il accuse des douleurs dans l'estomac et la gorge, des crampes dans les mollets et autres parties musculeuses, s'il y a compression du creux de l'estomac, et pourvu qu'en même temps il n'y ait ni soif, ni vomissement, ni diarrhée, on fera usage du n° 1, à la dose de deux gouttes étendues dans une cuillerée d'eau.

Le malade sera mis dans un lit chaud, sans être trop chargé de couvertures. On ne perdra pas le moment précieux pour l'efficacité du remède prescrit; on le répétera tous les quarts d'heure, tant que durera la manifestation des symptômes ci-dessus annotés. Après quelques heures, le mieux surviendra, la chaleur renaîtra, et la réaction se manifestera par une transpiration plutôt chaude que froide.

Si la maladie, à son début, est caractérisée par la soif, le vomissement et la diarrhée, accompagnés de sensations de mollesse dans l'estomac, de frissons partant de cet organe et des intestins, ou si ces divers symptômes persistent après l'amélioration de l'état général, c'est le n° 2 qu'il faudra administrer, de la même manière et aux mêmes intervalles que le précédent. Quand la maladie est dans son intensité, il ne faudra jamais compter sur son efficacité.

Si les vomissements sont rares ou nuls; si, en même temps, la face est décomposée et l'urine rare; si la faiblesse des jambes coïncide avec des borborygmes bruyants et des coliques; si les matières, de vertes qu'elles sont d'abord, deviennent aqueuses, muqueuses, et analogues à une décoction de riz concentrée, mêlée de flocons albumineux, le n° 3 sera d'un effet merveilleux, et les premières prises suffiront pour dissiper tous les phénomènes; néanmoins, on peut continuer ce remède pendant quelques heures.

Signalons ici l'immense avantage qui résulte de ces premiers remèdes, donnés avec confiance, méthode, et sans perdre de temps. Les symptômes jusque-là n'ont point été alarmants; généralement ils ne prennent point ce caractère quand on n'a pas à se reprocher d'avoir porté les soins trop tardivement.

Si les symptômes foudroyants se déclarent, les trois n°s 4, 5 et 6 conviennent presque également. Néanmoins, le n° 4, qui est le plus généralement employé, sera mis en usage surtout si les évacuations sont violentes par haut et par bas, si la frigidité du corps est bien prononcée, s'il y a spasmes dans les mollets et grandes faiblesses, vomissements par saccades, évacuations alvines subites, abondantes, aqueuses, sans odeur et mêlées de flocons blancs, face pâle, yeux cernés, traits qui expriment des angoisses mortelles, haleine froide, langue froide, grande angoisse dans la poitrine, coliques des plus atroces, surtout autour du nombril, sensibilité du ventre au toucher, tiraillements et crampes dans les doigts, peau ridée dans la paume des mains, et sécrétion des urines nulle. Si, en dehors de ces symptômes très-alarmants, le malade sent des crampes souvent répétées et très-douloureuses, des mouvements convulsifs des extrémités, si les coliques sont spasmodiques sans vomissements, on donnera de préférence le nº 5.

Qu'on constate qu'à tous ces symptômes viennent se joindre des douleurs d'estomac plus violentes, avec grande angoisse et brûlement dans l'épigastre, comme par des charbons ardents; langue et lèvres sèches, noirâtres, gercées, insomnie avec jactation, plaintes et lamentations; grandes angoisses et crainte de la mort prochaine; chute rapide des forces jusqu'à la prostration la plus complète; face hippocratique, joues creuses, nez pointu, yeux caves et ternes; pouls petit, faible, intermittent et tremblant, le nº 6 sera impérieusement administré.

Le nº 7 sera indiqué lorsque les vomissements ont cessé, surtout si les sujets sont faibles, épuisés; si les évacuations tardent à se colorer, et que tout indique qu'il n'y a pas encore de bile dans les voies intestinales, et si, en même temps, la langue est faiblement chargée de mucosités blanches.

Quand il y a paralysie avec absence totale du pouls, ou si, après la cessation des vomissements, de la diarrhée et des spasmes, il y a congestion à la poitrine et à la tête, avec oppression de poitrine et sommeil soporeux, avec yeux rouges et couverts d'une sueur visqueuse, lorsque la voix est éteinte, que le globe de l'œil est tourné dans l'orbite, et la peau colorée en bleu bronze, l'oppression excessive, si quelque espoir reste encore en présence de cet ensemble de phénomènes mortels, les médecins homœopathes ont un moyen dans les vertus curatives du n° 8.

Tous ces remèdes seront administrés, comme nous l'avons dit en commençant, à un quart-d'heure d'intervalle, jusqu'à ce que les symptômes cèdent ou s'aggravent. Alors on abandonne celui dont on se sert, pour recourir à tout autre qui doit convenir pour couvrir l'ensemble des symptômes nouveaux.

Nous avons rayé de l'usage que nous avons prescrit les n°s 9, 10, 11, 12 et 13. Nous en avons succinctement signalé les raisons. Néanmoins, le n° 13, qui convient pour la convalescence, sera employé dès qu'elle commencera, et continué tant qu'elle durera, en ne l'administrant cependant que toutes les six et douze heures dans les derniers jours.

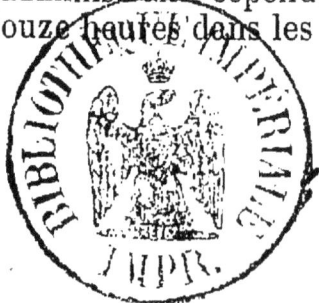

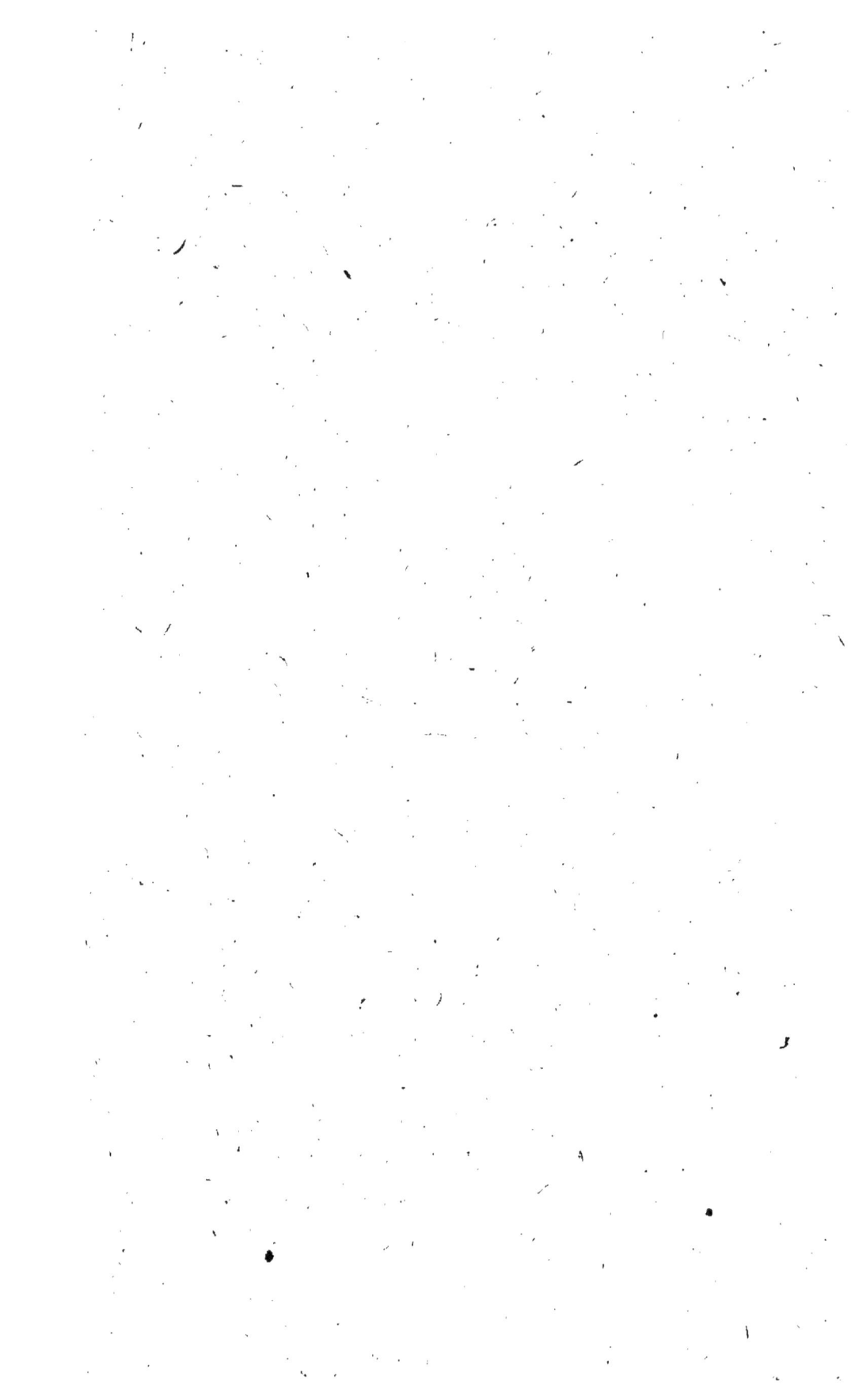

www.ingramcontent.com/pod-product-compliance
Lightning Source LLC
Chambersburg PA
CBHW070159200326
41520CB00018B/5470